ÉTUDE

SUR LES COLLECTIONS INTRA-PARIÉTALES

DES TROMPES UTÉRINES

PAR

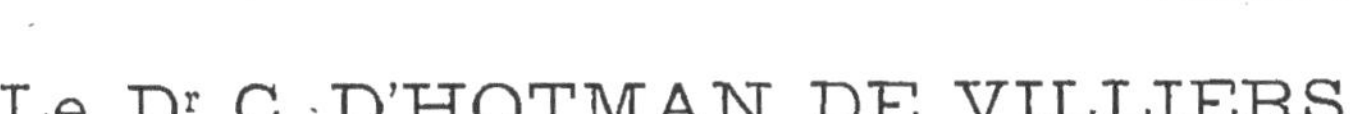
Le Dr C. D'HOTMAN DE VILLIERS

Ancien externe des hôpitaux de Paris
(Médaille de bronze)
Ancien interne provisoire des hôpitaux

PARIS
G. STEINHEIL, ÉDITEUR
2, RUE CASIMIR-DELAVIGNE, 2

1892

ÉTUDE
SUR LES COLLECTIONS INTRA-PARIÉTALES
DES TROMPES UTÉRINES

IMPRIMERIE LEMALE ET Cie, HAVRE

ÉTUDE

SUR LES COLLECTIONS INTRA-PARIÉTALES

DES TROMPES UTÉRINES

PAR

Le Dr C. D'HOTMAN DE VILLIERS

Ancien externe des hôpitaux de Paris
(Médaille de bronze)
Ancien interne provisoire des hôpitaux

PARIS

G. STEINHEIL, ÉDITEUR

2, RUE CASIMIR-DELAVIGNE, 2

1892

ÉTUDE

SUR LES COLLECTIONS INTRA-PARIÉTALES

DES TROMPES UTÉRINES

INTRODUCTION

Les progrès de la chirurgie abdominale et les succès qu'elle obtient chaque jour, ont appelé de plus en plus l'attention du côté des annexes de l'utérus et ont permis de pousser plus avant l'étude des lésions de ce côté. Au premier rang, les altérations des trompes, origines si fréquentes des douleurs abdominales chez la femme, ont attiré l'attention des chirurgiens et des anatomo-pathologistes, et les interventions complètes qu'elles nécessitent si fréquemment en ont facilité l'étude.

A côté des trompes épaissies et indurées, ou simplement hypertrophiées, il existe des faits où les lésions sont de plus en plus prononcées et à l'épaississement et à l'induration de ces organes, s'ajoutent des collections purulentes, séreuses ou sanguines. Le plus souvent la cavité qui les contient est formée aux dépens du canal tubaire, dont les parois se dilatent et dont les extrémités s'oblitèrent, soit du côté de l'ostium uterinum où son calibre, on le sait, est réduit à ses plus petites dimensions, soit du côté externe, par l'accolement des franges du pavillon ou par des adhérences avec les organes voisins ou encore par d'autres mécanismes qu'il serait inutile de rappeler ici. Cependant, toutes les collections rencontrées au niveau des trompes malades ne sont pas renfermées dans une poche unique ainsi formée : Il est des cas, et ceux-là ne sont pas les plus rares, où les collections liquides sont multiples, soit communiquant entre elles, soit au contraire absolument indépendantes les unes des autres et n'occupant nullement la lumière du canal tubaire. C'est à ces collections multiples que nous nous intéresserons, laissant de côté les collections principales, situées dans le canal tubaire, pour rechercher de plus près celles contenues dans l'épaisseur même de la paroi de la trompe.

Les travaux de Martin, d'Orthmann, de Cornil et de son école, auxquels nous ferons de larges emprunts, ont déjà éclairci le mode de formation des poches en quelque sorte secondaires, qui se trouvent annexées à une collection principale. On s'est moins occupé de celles qui se développent avec intégrité complète de la muqueuse tubaire ; ce sont elles qui feront l'objet principal de cette étude et nous espérons pouvoir démontrer d'une part, et en premier lieu, leur existence réelle et ensuite qu'elles peuvent avoir des origines multiples, indépendantes de toute lésion muqueuse.

D'autre part et en second lieu, nous verrons que certains kystes purulents intra-pariétaux, peuvent reconnaître comme origine les terminaisons lymphatiques si bien étudiées récemment par Poirier; de plus, nous avons pu observer un certain nombre de pièces, où, dans la paroi musculaire de la trompe, il existait des collections liquides généralement séreuses qui nous ont semblé relever d'une origine embryogénique.

Mais avant de commencer ce travail, il est un devoir et une tâche qu'il est doux pour nous d'avoir à remplir, nous voulons adresser nos remerciements à tous nos maîtres dans les hôpitaux pour la bienveillance et les conseils éclairés qu'ils n'ont cessé de nous prodiguer pendant tout le cours de nos études médicales. MM. Théophile Anger, Kirmisson, Reynier, Schwartz, Quénu, Legendre, Thibierge, Budin et Duplaix, chirurgiens et médecins des hôpitaux, voudront bien recevoir nos plus sincères remerciements pour leur vaste enseignement clinique et l'intérêt qu'ils nous ont toujours témoigné.

Nous sommes heureux d'avoir été l'élève du professeur Lefort dont l'enseignement nous a été d'une si grande utilité pendant le cours de nos études.

Mon savant maître, le professeur Ball, dont nous avons été pendant deux ans l'élève, a été pour nous si affectueux, que notre reconnaissance lui est toujours assurée·

M. Dumontpallier ne nous a pas ménagé ses conseils éclairés, tant en médecine qu'en gynécologie. La confiance qu'il nous a maintes fois témoignée, nous a souvent permis d'intervenir par nous-même, lorsque nous avons eu l'honneur d'être son interne. Sa grande expérience médicale, savamment appliquée, a été pour nous une suite d'observations heureuses. Nous l'en remercions bien sincèrement.

M. le Dr Labbé, chez qui nous avons terminé notre internat, nous a montré tant de bienveillance et de sympathie, même après notre sortie des hôpitaux, qu'il est de notre devoir de l'en remercier publiquement.

Un mot affectueux à notre bon ami Beurnier, chef de clinique chirurgicale, qui a commencé nos études médicales avec tant de soins et de sollicitude.

Le Dr Auvard, accoucheur des hôpitaux, nous a toujours témoigné tant d'intérêt que nous ne saurons assez lui exprimer notre reconnaissance.

Je tiens à témoigner ici toute ma vive amitié et ma reconnaissance à mon excellent collègue et ami, Louis Thérèse, interne des hôpitaux, qui m'a initié et guidé avec tant de complaisance dans les études anatomo-pathologiques, et qui m'a si savamment aidé dans l'étude de ce travail.

Que mes amis Cazin, interne des hôpitaux, chef de laboratoire de la Faculté, et Raap, reçoivent tous mes remerciements pour les traductions allemandes qu'ils ont bien voulu faire en vue de ce travail.

J'adresse aussi mes remerciements au Dr Benoît pour les planches qu'il a bien voulu nous faire.

Je ne voudrais pas terminer sans un mot affectueux à l'adresse de mes deux vieux amis, Alfred Rigaud et Eugène de Bocandé.

CHAPITRE PREMIER

Cavités kystiques dans les parois.

Parmi les lésions qui ont été décrites dans les salpingites, Martin (de Berlin) puis Orthmann, son élève, désignèrent sous le nom de « salpingite folliculaire » les altérations suivantes qu'ils ont observées dans les parois tubaires : Ces parois, d'après eux, seraient parsemées de cavités, d'espaces kystiques avec ou sans épithélium à une seule couche et à contenu muqueux, qui leur donnent l'apparence d'un stroma alvéolaire. Quant aux alvéoles, leur distribution est très irrégulière et ce n'est que difficilement que l'on peut constater leur communication réciproque.

On ne saurait mieux faire, pour donner une idée exacte de ces lésions, que de rapporter ici l'observation d'Orthmann (1) :

Observation I

La femme N..., âgée de 36 ans, de moyenne taille, entrée le 24 mars 1886, se plaint de vagues douleurs dans le bas-ventre et d'hémorrhagies profuses à l'époque de ses règles. Mariée depuis 17 ans, n'a jamais eu d'enfants.

(1) Orthmann. *Beiträge zur norm. Histol. und zur Pathologie der Tuben.*

Diagnostic. — Endométrite chronique et tumeur à gauche de l'utérus.

27 mars. — Laparotomie : Salpingite catarrhale gauche, kyste para-ovarien gauche, hydropisie folliculaire ovarique gauche. L'aspiration de la tumeur, située à gauche de l'utérus, donne un liquide séreux clair. Ablation facile de la tumeur et suture, peu de fièvre pendant les huit premiers jours. Sortie le 14 avril ; un peu d'exsudat à gauche.

Examen macroscopique. — La tumeur enlevée, vidée de son contenu, a encore une longueur de 9 centimètres, une largeur de 6 centimètres et une épaisseur de 3 à 4 centimètres.

La trompe qui constitue la partie essentielle de la tumeur ne présente pas d'altérations notables dans son premier tiers, à part un léger épaississement de la paroi ; ce n'est que dans les deux derniers tiers qu'apparaissent des lésions importantes ; la trompe présente une épaisseur totale de 1,5 à 2 cent. ; dans la paroi épaissie on voit de nombreux kystes plus ou moins volumineux, remplis d'un liquide clair et atteignant le volume d'un pois. Dans toute cette étendue, les plis de la muqueuse paraissent tout à fait effacés. La lumière de la trompe est augmentée vers son extrémité abdominale et se termine en cul-de-sac au niveau d'un ovaire en dégénérescence kystique.

Entre la trompe et l'ovaire se trouvent encore deux kystes plus gros, avec une paroi très mince.

Examen microscopique. — (Sur une coupe au niveau du tiers moyen de la trompe) :

La paroi de la trompe a une épaisseur de 8 millim. à 1 centimètre; elle est traversée jusqu'à 0,2 à 0,3 centimètres de la périphérie par de nombreux espaces vides plus ou moins grands dont les plus volumineux ont un diamètre de 0,7 centimètres. On ne peut plus reconnaître nulle part les plis de la muqueuse; en certains points, on trouve seulement une mince couche de cellules granuleuses, qui limite la lumière de la trompe; il n'y a plus d'épithélium normal.

A cette couche granuleuse fait suite une couche qui comprend la plus grande partie de la paroi de la trompe et qui est composée d'espaces kystiques très rapprochés les uns des autres; puis, vient la couche musculaire extrêmement atrophiée, les espaces kystiques sont généralement complètement tapissés par un épithélium cylindrique, qui est encore assez élevé dans ceux qui sont situés plus au centre, tandis qu'il diminue de hauteur à mesure que la circonférence des kystes augmente. Il n'y a plus de contenu dans la plupart des kystes; on voit souvent, çà et là, un caillot fibrineux adhérent à la paroi et renfermant quelques globules blancs. Le stroma est formé par des travées conjonctives, en partie fibrillaires, en partie réticulées, qui renferment un très petit nombre de petits vaisseaux.

Quelques kystes s'étendent jusque dans la couche musculaire qui est extrêmement atrophiée; le tissu conjonctif intermusculaire est au contraire hypertrophié; les vaisseaux de la couche musculaire sont également très peu nombreux.

A cette observation nous rattachons celle de Monprofit (1).

OBSERVATION II

Tubo-ovarite. Laparotomie. — Mme M..., 25 ans, cuisinière, salle Chassaignac, n° 19. Cette femme, d'une bonne santé habituelle, a été réglée à l'âge de 14 ans, facilement et régulièrement jusqu'au commencement de l'année 1887. Elle a deux enfants, l'un à 21 ans, l'autre à 23 ans. Les couches ont été faciles. Après la seconde, il y eut une perte de sang très longue, pendant près d'un mois, avec des intermittences. En mai 1887, deuxième métrorrhagie durant sept semaines.

A ce moment, la malade entre à l'hôpital Beaujon dans le service du professeur Duplay ; elle perdait beaucoup de sang et souffrait dans le côté droit du ventre. On fit un traitement par l'ergotine, et la glace sur l'abdomen ; au dire de la malade, on aurait fait le diagnostic de fibrome. L'hémorrhagie continuant, on fit la dilatation du col par des tampons. A la suite, accidents sérieux de fièvre, douleurs dans le ventre (pelvi-péritonite) qui durèrent environ un mois et demi. Elle sort cependant en assez bon état. Depuis lors elle n'a pas eu de perte ni éprouvé de vives douleurs.

Dans les deux derniers mois, les règles sont venues trois fois, un peu douloureuses ; au moment des époques, a de petits accès de fièvre, les douleurs reparaissent ; elle entre à Bichat le 28 octobre 1887.

Lors de son entrée à Bichat, on ne constate aucune

(1) MONPROFIT. *Thèse de Paris.*

augmentation notable du ventre ; rien de net au palper de l'abdomen. Au toucher vaginal on trouve le col entr'ouvert, un peu volumineux et regardant à gauche. Le cul-de-sac latéral gauche est libre et souple.

Dans le cul-de-sac latéral droit on sent une tumeur arrondie, lisse, dure, peu volumineuse, donnant la sensation d'un fibrome utérin développé du côté du ligament large. L'utérus paraît être en antéflexion peu prononcée et mobile.

22 novembre 1887. Laparotomie par M. Terrier. Examen de la pièce par M. Poupinel. Description macroscopique : La pièce se présente sous la forme d'une tumeur phérique du volume d'une orange environ, constituées aux dépens de la trompe de Fallope. Elle se compose de : 1° une partie principale à paroi fibro-vasculaire, épaisse en moyenne de 3 à 5 millimètres. En son point le plus épais, situé au voisinage du pédicule utérin, la paroi mesure de 15 à 20 millimètres d'épaisseur : à la coupe on observe en ce point deux petites cavités du volume d'un petit pois, ayant l'aspect des vésicules de de Graaf. La surface interne de la poche est tomenteuse par suite du dépôt sur cette surface d'une épaisse couche de pus qui remplit la cavité.

2° Deux petits kystes secondaires à contenu séreux et à paroi lisse, développés dans l'épaisseur de la paroi du kyste principal. Ces kystes séparés l'un de l'autre par une mince cloison transparente, n'ont avec le kyste purulent aucune relation directe évidente.

La tumeur adhérait à l'angle de l'utérus et à sa face postérieure par un court et large pédicule dont la section présente la surface d'une pièce de deux francs environ. Elle tenait aux parties voisines par divers pédicules, l'un très vasculaire, voisin de l'utérus ; un autre presque à l'opposé du précédent, contenant dans son épaisseur un petit kyste transparent du volume d'un haricot.

Description histologique. — L'examen histologique a porté sur la paroi du kyste suppuré, et des kystes accessoires au point le plus épais, qui nous a semblé nous donner les renseignements les plus complets sur la constitution de cette tumeur. Les conclusions de cet examen sont les suivantes : La suppuration dont la cavité principale a été le siège a complètement détruit l'épithélium, dont nous n'avons pu retrouver aucune trace. La surface interne de la paroi de cette cavité est entièrement tapissée par les produits d'une hyperplasie inflammatoire (globules de pus enfermés dans un réticulum fibrineux reposant sur une épaisse couche de tissu embryonnaire, sillonnée par de nombreux vaisseaux de nouvelle formation). Sous cette couche de tissu embryonnaire on en trouve une autre constituée de tissu conjonctif fibreux, dense, entremêlé de fibres élastiques et de quelques fibres musculaires lisses ; puis une autre couche de tissu conjonctif lâche, parcouru par de nombreux vaisseaux artériels, veineux et capillaires, gorgés de sang. Cette dernière couche de tissu conjonctif lâche vasculaire sépare la paroi du kyste suppuré de celle des kystes séreux. Elle est constituée par du tissu fibreux très dense que parcourent de gros vaisseaux parallèles à la surface, et tapissée sur son bord libre par une couche de cellules épithéliales cubiques, à gros noyaux ovalaires. Le raclage de cette paroi des kystes séreux, effectué après séjour de vingt-quatre heures dans l'alcool au tiers, a montré l'existence dans ces kystes d'un revêtement continu de cellules épithéliales formant par leur juxtaposition un pavage régulier. Ces cellules ont un gros noyau ovalaire, irrégulier à un ou deux nucléoles et un protoplasma légèrement granuleux, peu abondant, limité par un contour irrégulier.

Nos coupes nous ont encore montré dans l'épaisseur de la paroi du kyste suppuré l'existence de nombreux et volumineux faisceaux de fibres lisses, à la section de la trompe de Fallope, dans une partie voisine, mais indépendante de celle qui a donné lieu au kyste suppuré.

Cette portion de trompe, qui ne communiquait plus avec la portion suppurée, était néanmoins le siège d'une inflammation assez vive. La muqueuse en est très hypertrophiée, végétante.

Les végétations, dont le stroma est presque exclusivement embryonnaire, sont parcourues par de très fins capillaires et tapissées d'un épithélium cylindrique, disposé sur une seule couche.

En certains points nous avons pu constater l'existence de cils vibratiles sur les cellules épithéliales. Les végétations de la muqueuse sont tellement exubérantes qu'elles remplissent toute la lumière du canal de la trompe, se rejoignent par leur sommet et donnent à la préparation l'aspect d'un adénome à cellules cylindriques.

Enfin, d isasule voinage immédiat de cette section de la trompe, on observe les vestiges de l'ovaire englobé et déformé par la tumeur : deux petites cavités, du volume d'un petit pois, sont constituées par des vésicules de de Graaf. On observe aussi de nombreux ovules et des vaisseaux artériels affectant la disposition hélicine.

Conclusions. — Inflammation chronique de la trompe dans une assez grande étendue, plus intense en un point par suite de la présence de micro-organismes ayant amené dans ce point l'occlusion du conduit tubaire, et abouti à la formation d'une poche kystique remplie de pus. La formation de cette poche a englobé et déformé l'ovaire, son développement est aussi vraisemblablement le point de départ de la formation de kystes séreux secondaires dans le ligament large.

Nous ne partageons pas l'opinion de M. Montprofit sur la formation de ces kystes séreux secondaires, ou, du moins, nous nous demandons si on ne doit pas leur attribuer plutôt l'origine embryogénique.

En tout cas, ce que nous avons à retenir de ces observations, c'est qu'il existe des salpingites dans lesquelles, à la collection intra-tubaire, s'ajoutent d'autres collections de moindre importance, situées en dedans de la couche musculaire de la trompe, n'empiétant sur elle que par un mécanisme de pression. A ce fait bien établi par Orthmann vient s'ajouter l'autorité du professeur Cornil ; ces deux auteurs d'ailleurs, semblent d'accord sur le mécanisme auquel est dû la formation de ces cavités. L'un des points importants sur lequel ils se rencontrent, c'est la présence dans ces kystes d'un épithélium cylindrique, tapissant les parois de la cavité et ne perdant de sa hauteur pour prendre l'aspect cubique que sous l'influence de la pression intra-kystique. D'ailleurs cette transformation n'a rien qui puisse nous étonner et nous en trouvons de nombreux exemples dans différentes conditions pathologiques qui ont été signalées dans le travail de M. Moreau (1) sur les transformations épithéliales. La présence de l'épithélium cylindrique dans des cavités aussi proches de la muqueuse que sont celles dont nous parlons actuellement, appelleront l'idée d'une participation de la muqueuse à leur formation.

Si, en effet, on ne peut invoquer la présence des glandes obstruées, pour expliquer la formation de ces cavités, puisque après de longues controverses, l'absence de glandes, dans la trompe utérine chez la femme, semble bien prouvée par les travaux récents de Palladini, en collaboration avec Coluni (2), par ceux de Martin (3), d'Orthmann, de Veit et de Fromel (4), on peut en trouver l'explication dans un autre mécanisme.

C'est assez rarement, et dans des salpingites ayant évolué lentement, que cette particularité anatomo-pathologique a été signalée. Or, nous savons que dans la salpingite catarrhale, et surtout dans celle qui, pour cela même, a mérité le nom de végétante, on voit les replis muqueux proliférés envoyer des arborisations

(1) Moreau. Thèse de Paris, 1891.

(2) Coluni. *Nouv. Archiv. d'Obst. et de Gyn.*, 1888.

(3) Martin. *Cent. f. Gynaek.*, 1886.

(4) Fromel. Beitrag zur Histologie der Evile. *Erste Vertsamon der deutschen Gosselsch für Gynack*, in Munch., 17-19 juin 1886. *Cent. f. Gyn.*, 1886.

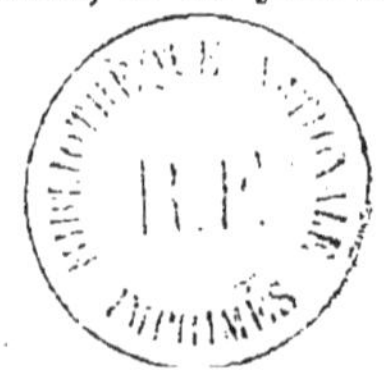

multiples, dont la masse peut même, à un moment, oblitérer le canal de la trompe.

Que de tels prolongements viennent à s'accoler par leurs points en contact, nous arriverons à réaliser l'existence des cavités closes de toutes parts, dont la face interne sera tapissée par l'épithélium, appartenant primitivement au revêtement de la muqueuse. Du fait de cet accolement, ces cavités se trouveront soustraites dans une certaine mesure au processus infectieux dont la cavité de la trompe est le siège et au travail morbide qui en résulte.

La production lente du tissu embryonnaire et la dilatation progressive de la trompe, rejetteront de plus en plus loin de la muqueuse, les cavités kystiques qui auront perdu ainsi tout rapport de contact avec leur point d'origine ; c'est là, d'ailleurs, le mécanisme qu'a indiqué Orthmann dès son premier travail, qu'a suivi dans ses détails le professeur Cornil (1), opinion à laquelle se sont ralliés les auteurs qui se sont occupés de la question : *Monprofit* (2), *Pozzi* (3), *Delbet* (4).

Ainsi compris, ces kystes peuvent varier par leur nombre, par leur contenu ; généralement nombreux, ce qui s'explique par la généralisation du processus à toute la trompe et l'abondance des végétations dans toute son étendue ; ce sera surtout dans la partie moyenne et dans

(1) CORNIL. *Journal des connaissances médicales*, avril 1887. *Leçons de l'Hôtel-Dieu*, 1889.

(2) MONPROFIT. Thèse, Paris, 1888.

(3) POZZI. *Traité de Gynécologie.*

(4) DELBET. *Des suppurations pelviennes*,

la partie externe, qu'on aura le plus de chance de voir se développer les kystes, l'extrémité utérine ayant un calibre des plus minimes et ne présentant de replis qu'à l'état tout à fait rudimentaire. Ces kystes peuvent avoir un contenu simplement séreux (Orthmann) ou purulent (Delbet) ; quoique nous n'ayons pas de document qui nous permette de décider la question en connaissance de cause, il est à supposer que cette variabilité de contenu, tient à l'époque à laquelle se sont développés les kystes, le liquide restant séreux dans les kystes, de même que dans la trompe dans certains cas, tandis que dans d'autres cas, au contraire, les collections intratubaires peuvent devenir purulentes par infection secondaire, sans que l'agent pathogène se propage jusqu'au kyste (conduit tubaire purulent, conduit kystique séreux), ou la propagation séreuse s'étant faite jusqu'au kyste, ils deviennent également purulents (contenu kystique et contenu tubaire purulent (Delbet) (1).

A ce processus se rattachent les faits signalés par Chiari et que Schauta a bien mis en évidence.

Dans une discussion qui ne saurait nous occuper ici, mais dont nous retiendrons seulement les faits, Schauta (2) a signalé l'existence, dans l'épaisseur des trompes, de nodosités nettement circonscrites du volume d'un pois ou d'une noisette. Les coupes pratiquées au niveau de ces petites tumeurs lui firent reconnaître, d'une part, qu'elles étaient situées dans l'épaisseur de la couche

(1) DELBET. *Loc. cit.*
(2) SCHAUTA. *Archiv. f. Gynaek.*, 1882.

musculaire, et, d'autre part, qu'elles coïncidaient avec une hypertrophie considérable de la muqueuse; considérées en elles-mêmes, ces nodosités se montrent constituées par un nombre assez considérable de fibres musculaires, et, ce qui nous intéresse davantage, montrent à leur centre de petites cavités du volume d'une lentille et représentant un revêtement formé par une muqueuse, absolument identique à celle de la trompe. Se basant sur la coïncidence continuelle de ces petites tumeurs avec le développement exagéré de la muqueuse dans un des points les plus rétrécis du canal tubaire, Schauta leur considère la pathogénie suivante :

La muqueuse épaissie ne trouvant plus dans la trompe l'espace nécessaire à son développement exagéré, tendrait en quelque sorte, à faire hernie en dehors de la couche musculaire, tandis que celle-ci, subissant de par là même une véritable hyperplasie inflammatoire formerait autour de la muqueuse herniée, cette coque dure et épaisse, signalée par l'auteur : bien que ce soit là un processus tout différent de celui réalisé dans la salpingite folliculaire, il n'en aboutit pas moins à la formation de cavités intra-pariétales indépendantes de la cavité principale.

CHAPITRE II

Abcès intra-pariétaux.

Les cavités développées dans l'épaisseur de la trompe et les collections qu'elle renferme, celles du moins qui nous ont occupé jusqu'ici, se sont toujours montrées développées au voisinage de la muqueuse qui s'y trouve intéressée elle même ; toutes différentes sont celles que nous allons étudier maintenant, et qui bien que pouvant exister avec des lésions intra-tubaires, en sont indépendantes, par leur mode de développement et leur siège ; nous voulons parler de ces abcès développés dans les parois tubaires, aux dépens des origines des lymphatiques : mais, pour justifier cette manière de voir il nous faut d'abord, jeter un coup d'œil sur la disposition normale des lymphatiques de l'utérus, et de ses annexes ; lymphatiques que nous ont bien fait connaître, les récents travaux de Poirier (1).

En effet, d'après cet auteur, il y aurait à étudier, au point de vue des collections purulentes en rapport avec la trompe : d'une part, les gros troncs lymphatiques cheminant à une certaine distance du conduit tubaire ; d'au-

(1) POIRIER. *Recherches sur les lymphatiques des organes génitaux de la femme.*

tre part, l'origine de ces voies lymphatiques dans l'épaisseur même de cet organe; sans être arrivé à déterminer pour la trompe comme pour l'utérus, l'existence d'un réseau lymphatique appartenant en propre à chacune des couches, il est arrivé, par la voie de l'anatomie comparée et des considérations de physiologie pathologique, à admettre l'existence de réseaux lymphatiques dans chacune des couches qui composent la trompe; d'ailleurs pour le point qui nous intéresse le plus directement, il est arrivé à la démonstration positive de la présence de voies lymphatiques dans la couche moyenne de la trompe. Ces origines lymphatiques se font par de petits vaisseaux qui se réunissent en deux ou trois troncules, inclus dans l'aileron tubaire et qui vont se jeter dans les gros troncs lymphatiques, conduisent la lymphe des parties supérieures de l'utérus aux ganglions lombaires.

De ces recherches, nous retiendrons spécialement les deux points suivants : d'une part, l'existence de ramuscules lymphatiques dans l'épaisseur de la trompe; d'autre part, leur communication par des voies presque directes et largement ouvertes avec les lymphatiques de l'utérus. Quel que soit le sort subi par la théorie de l'origine exclusivement lymphatique des salpingites, défendue par J. Lucas-Championnière, et quelle que soit l'importance de l'argumentation que lui a opposée Quénu (1), le fait de petits abcès développés le long des lymphatiques n'en est pas moins une réalité et si M. Quénu a pu dire : « On devrait, s'il s'agissait de suppuration péri-

(1) QUÉNU, *Bullet. et mémoires de la Société de chirurg.*, 1888.

« lymphangitique, trouver des abcès dans l'aileron « moyen ou dans l'épaisseur de la paroi salpingienne, de « même que dans les lymphangites des muqueuses ou de « la peau, on trouve de petits abcès autour des troncu- « les lymphatiques sous le derme ou dans son épais- « seur », nous pouvons répondre avec Delbet (1), que, pour être rares, ces faits n'en existent pas moins comme d'ailleurs en font preuve les observations suivantes :

Observation III

Cette première observation est de Seuvre (2) et date de 1873. Il s'agit d'une malade, âgée de 34 ans, ayant eu à 24 ans, un enfant mort-né ; six semaines de maladie à la suite.

En décembre 1872, au moment d'une de ses époques menstruelles, elle fut prise de douleurs hypogastriques vives. Entrée à Cochin le 8 janvier 1873. Pas de fortes douleurs. Le palper abdominal révèle, vers la fosse iliaque droite, en avant de la symphyse sacro-iliaque, une tumeur du volume d'un marron, ferme, arrondie, peu mobile et semblant adhérer à l'utérus. La tumeur est très douloureuse. Utérus peu mobile.

Diagnostic. — Corps fibreux. Inflammation péri-utérine. Hématocèle probable.

23 janvier. Frissons, sueurs, pouls 96°. Ventre tendu.

(1) Delbet. *Des suppurations pelviennes.* Paris, 1891.

(2) Seuvre. Abcès pariétal de la trompe. *Gaz. des hôpitaux,* 1873.

Le 30. Ponction par le cul-de-sac postérieur ; il sort un peu de sang.

3 février. Mort. Autopsie :

Péritonite adhésive généralisée. « Dans aucun point de la cavité abdominale, on ne rencontre de pus ». Près des angles de l'utérus, chaque trompe présente un petit kyste. Les trompes incisées, on voit que les abcès kystiques, signalés plus haut, comme existant près des angles droit et gauche de l'utérus, sont situés sur le trajet des trompes, dont ils déforment et rétrécissent le conduit. Ils ont un aspect anfractueux, chacun d'eux communique avec la trompe correspondante par de petits pertuis. Leur contenu est du pus crémeux.

Les deux autres observations qui suivent sont également de Seuvre et figurent dans sa thèse inaugurale (Paris 1874).

Observation IV

La première a rapport à une femme K..., mariée, âgée de 22 ans. Entrée le 26 avril 1873 à Cochin (service du Dr Desprès). Traitée quelques mois auparavant par Lasègue pour inflammation péri-utérine avec vaginite. Entrée à l'hôpital pour ostéite du pouce. Diarrhée incessante, pertes blanches, aménorrhée depuis plusieurs mois. Les règles auparavant étaient douloureuses.

Toucher : Tumeur dans le cul-de-sac postérieur qui aplatit le rectum. Pneumonie caséeuse.

24 septembre. — Rend du pus et du sang par le rectum.

10 octobre. — Mort. Autopsie.

Inflammation et thromboses des veines iliaques et utérines. Caillot dans la veine iliaque primitive. A l'origine de chaque trompe, petits abcès du volume d'un haricot au-dessous du conduit qu'il semble comprimer ; ils contiennent du pus épais. Mais pas d'orifices de communication avec les trompes. De plus, il existe des lésions de salpingite purulente dans les deux trompes, mais plus prononcées à gauche où la trompe est largement dilatée et communique par deux orifices avec le rectum.

OBSERVATION V (Recueillie par GENDRIN et empruntée à VERJUS) (1).

Il s'agit d'une femme de 23 ans ; avortée à trois mois et demi de grossesse, et morte quinze jours après, avec des phénomènes de péritonite suraiguë.

A l'autopsie, on rencontre les altérations de la métrite interne et de plus, dans l'épaisseur de la paroi de la trompe gauche, se trouvait un foyer situé à l'origine utérine du canal tubaire. Ce foyer aurait pu contenir une petite châtaigne ; il était à parois molles, grisâtres, rempli d'un pus gris. Les parois étaient minces, perforées antérieurement : là, un trou de deux lignes de diamètre, à bords arrondis, mous, communique au foyer, dans la cavité péritonéale.

Les ovaires, les ligaments larges, les vaisseaux du bassin étaient sains.

(1) VERJUS. Thèse de Paris. *Abcès des annexes de l'utérus.*

Observation VI (Bardet) (1).

Anne N..., âgée de 38 ans, d'une constitution robuste, entre à la Pitié, salle Cruveilhier, n° 12, pour accouchement à terme. Grossesse normale ; multipare (15 novembre 1882). Le 16, accouchement naturel d'un enfant du sexe féminin.

Trois jours après, les lochies prennent de l'odeur, en même temps la parturiente éprouve des douleurs dans le bas-ventre ; frissons répétés, suivis de sueurs profuses ; la face est pâle. Le ventre est un peu ballonné. L'utérus est encore gros et lorsqu'on palpe l'abdomen, la pression au niveau des angles de l'utérus, surtout à droite, provoque aussitôt une vive douleur. La température est de 40°,6.

Cet état persiste deux jours en s'aggravant. Traitement : Sulfate de quinine, calomel, opium, alcool, lavages intra-utérins avec une solution phéniquée et au moyen de la sonde à double courant.

Le 22. L'introduction de la sonde dans l'utérus détermine une hémorrhagie très abondante, suivie de plusieurs lipothymies.

Le 23. Surviennent des vomissements porracés incoercibles. Les yeux sont excavés, les extrémités se refroidissent, douleur dans le côté droit.

Le 24. Dyspnée très grande, pouls petit, filiforme, ventre très ballonné, lochies extrêmement fétides, collapsus qui va croissant jusqu'au moment de la mort. Sa

(1) Bardet. *Contrib. à l'étude des abcès des trompes utérines.* Thèse de Paris, 1883.

température s'est maintenue très élevée jusqu'à la veille de la mort.

L'autopsie, faite vingt-six heures après la mort par M. le professeur Cornil. A l'ouverture de l'abdomen. il s'écoule une grande quantité de pus, les anses intestinales sont agglomérées entre elles par des fausses membranes très épaisses et très nombreuses et qui s'étendent jusqu'à la face convexe du foie. Dans le point où l'on n'en rencontre pas, le péritoine paraît très injecté, a une coloration rouge foncé. Si on enlève les fausses membranes qui enveloppent l'appareil utérin, celui-ci paraît encore assez développé.

Les parois de l'utérus sont molles. Il ne contient pas de débris putrilagineux. Une surface noirâtre, inégale, marque la place d'insertion du placenta, mais sur toute la surface péritonéale, on peut voir des cordons qui se dessinent sous le péritoine ; ils sont très nombreux au niveau des angles de l'utérus ; sur toute l'étendue de la trompe, on les retrouve, et en certains points de leur trajet se sont formées de petites collections purulentes. Il en est de même sur l'ovaire. En incisant les trompes, on voit la muqueuse du canal fortement congestionnée et dans l'épaisseur des parois quelques petits abcès analogues à ceux que nous avons décrits sous le péritoine.

Le canal tubaire est rempli par un mucus louche.

La cavité pleurale droite renferme du pus en très grande abondance ; on en trouve aussi à gauche, mais moins.

La rate est grosse, molle, presque diffluente.

Les reins, volumineux et fortement congestionnés.

Les poumons sont très congestionnés et en divers points du lobe inférieur à droite, on sent des noyaux durs, ce sont des infarctus du poumon à différentes phases de leur évolution.

Les uns sont rouges à la coupe ; d'autres, de coloration plus foncée, présentent à la surface de la coupe de nombreux points jaunâtres ; d'autres enfin, constituent de véritables petits abcès.

Nous ne voulons pas multiplier les observations analogues, préférant insister sur quelques particularités intéressantes que présentent chacune d'elles en particulier. Il est d'abord un point sur lequel elles diffèrent entre elles, nous voulons parler de leur mode de terminaison ; ainsi, dans l'observation III, les abcès finissent par communiquer par de petits pertuis avec les conduits tubaires et semblent être la cause d'une salpingite secondaire. Dans les observations IV et VI, aucune communication n'existe, tant du côté du péritoine que du côté de la trompe, tandis que le kyste purulent de l'observation de Gendrin (obs. V) s'ouvre au contraire du côté du péritoine et paraît avoir déterminé la péritonite mortelle.

Voyons maintenant comment se sont formées ces cavités purulentes ; toutes ont eu pour origine une affection antérieure des organes génitaux, soit utérine, soit tubaire, ou simplement vaginale comme l'indique l'observation II. A part l'observation rapportée par Seuvre (obs. IV) dans sa thèse inaugurale, les trois autres cas ont évolué très rapidement avec tous les symptômes d'une infection aiguë, tandis que dans les deux premiers, l'infection a été plus lente et s'est montrée assez tardivement. Si nous considérons maintenant l'ensemble de ces observations et si nous nous rapportons, d'une part, à ce que nous avons déjà dit des lymphatiques vagino-utéro-tubaires d'après Poirier; d'autre part, au rôle si considérable que jouent ces lymphatiques dans les affections utérines, surtout dans l'affection puerpérale comme l'a si bien démontré notre collègue et ami M. Widal, dans son mémoire de médaille d'or (1), nous pourrons donc admettre que ces cavités purulentes dans l'épaisseur des parois des trompes sont bien d'origine lymphatique et qu'elles sont toujours consécutives à une affection vagino-utéro-tubaire, à évolution plus ou moins rapide.

En effet dans la plupart des cas, qu'il y ait eu péritonite ou non, Widal a retrouvé des streptocoques pyogènes dans les lymphatiques de l'utérus et de ses annexes, parfois ils y avaient déterminé de véritables abcès, dans d'autres cas leur présence ne pouvait être révélée que par le microscope.

C'est la démonstration expérimentale de ce que nous disions plus haut, à savoir que les communications constatées anatomiquement entre les lymphatiques de l'utérus et ceux des trompes permettaient le passage des agents pathogènes de l'un à l'autre.

(1) WIDAL. Thèse de Paris, 1889.

CHAPITRE III

Kystes embryogéniques.

Nous commençons ce chapitre qui a trait à une variété de collections liquides intra-pariétales dont nous n'avons trouvé mention dans aucun auteur, par les faits qu'a mis à notre disposition notre collègue et ami Thérèse, avec la collaboration duquel nous avons pu faire l'examen microscopique. Ces faits gradués dans leur développement nous permettront d'en établir, espérons-nous, l'origine, laissant à d'autres le soin de déterminer s'ils peuvent devenir le point de départ d'accidents et de faits vraiment pathologiques, puisque nous n'avons pas été assez heureux pour recueillir nous-même l'histoire de malades présentant des kystes de cette nature et que nous devons nous baser pour en faire l'histoire uniquement sur l'examen de pièces d'anatomie pathologique.

Observation VII (communiquée par notre collègue et ami Thérèse).

Examen microscopique.

Le premier fait qui a attiré notre attention du côté des kystes intra-pariétaux de la trompe de Fallope a trait à une trompe atteinte de salpingite vulgaire, mais qui, au point de vue anatomique, présentait les particularités

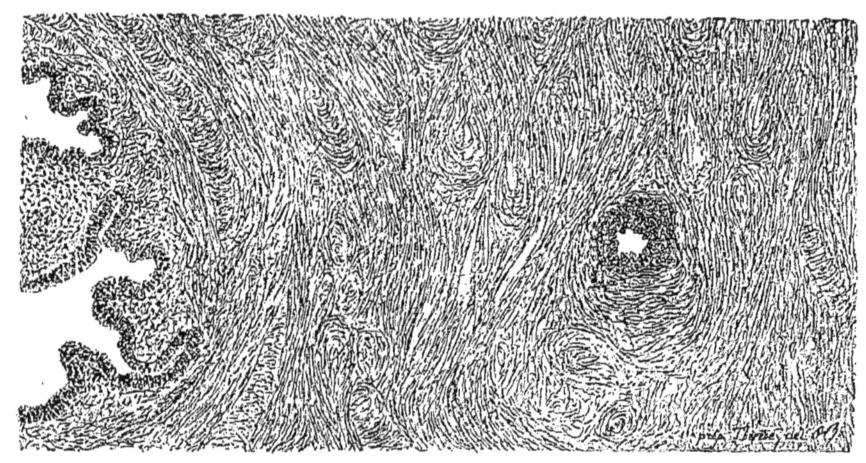

Fig. 1. — AMAS ÉPITHÉLIAUX D'ASPECT GLANDULAIRE SITUÉS DANS L'ÉPAISSEUR DE LA PAROI MUSCULAIRE.

(Observation VII.)

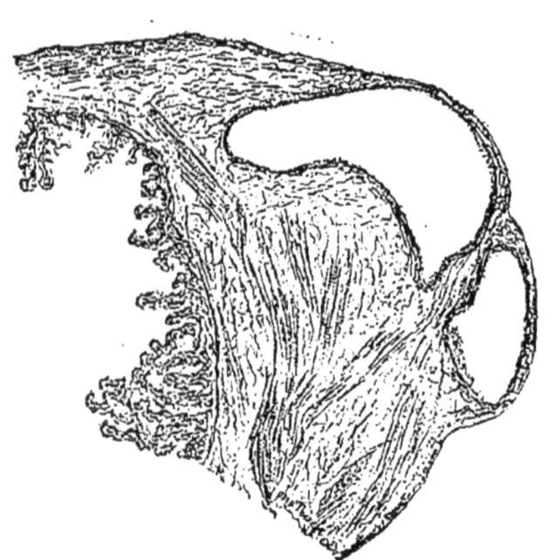

Fig. 2. — COUPE D'ENSEMBLE DES KYSTES DE LA PAROI.

(Observation VIII.)

suivantes, nullement en rapport, croyons-nous, avec l'affection principale : en des points variables de la longueur de la trompe, mais surtout sur les coupes répondant à la partie moyenne de la trompe on voit (planche I, figure 1) les points ayant vivement pris la matière colorante, et qui à un très faible grossissement pourraient être pris pour de petits noyaux d'éléments embryonnaires ; mais en y regardant de plus près, on voit que ces amas sont constitués par un épithélium cylindrique bien net : leur disposition rappelle l'aspect que présentent certains culs-de-sac glandulaires, lorsque la coupe passe exactement au niveau du fond de ces culs-de-sac ; en multipliant les coupes on voit que cet aspect répond en effet au fond d'une cavité dont on peut voir la coupe circulaire en d'autres points, cavité tapissée en entier par un épithélium cylindrique et qui par endroits paraît multiloculaire.

Ce qui est important à noter, c'est qu'il est impossible de considérer ces cavités comme constituées par l'accolement des franges ; en effet, c'est comme le montre la figure, souvent fort loin de la muqueuse qu'on les rencontre, en tous cas ceux mêmes qui en sont le plus rapprochés sont nettement séparés de cette couche muqueuse par un certain nombre de fibres musculaires lisses ; le plus souvent, ils sont situés tout à fait à la périphérie de la couche musculaire en dehors des faisceaux perpendiculaires à la direction de la trompe. D'autre part, ils ne sont en aucune manière entourés par une coque spéciale et par un anneau musculaire comparable à ceux que Schauta a observés autour des nodosités qu'il a décrites et que nous avons reproduites d'après lui.

A la suite de cette constatation, nous nous étions demandé si ces amas épithéliaux restaient ainsi toujours à l'état de trouvailles microscopiques et s'il n'était pas des cas où prenant un développement plus considérable ils constituaient de véritables kystes se développant dans l'épaisseur de la paroi tubaire formant ainsi une véritable tumeur de celle-ci. Deux autres cas que nous avons observés depuis semblent nous avoir donné la réponse.

Observation VIII (communiquée par le même).

Sur une trompe enlevée chirurgicalement et que nous avons pu examiner dans les meilleures conditions on pouvait remarquer les particularités suivantes : la trompe qu'on avait cru atteinte de salpingite n'était ni dilatée, ni sensiblement épaissie, mais vers sa partie moyenne elle présentait intimement unie à elle, faisant corps avec elle, une tumeur formée par une poche très tendue, allongée de deux à trois centimètres. A l'ouverture, cette poche laisse s'écouler un liquide clair, limpide, contenant simplement quelques flocons blanchâtres.

Les coupes, faites perpendiculairement à la direction de la trompe et intéressant cet organe, en même temps que la tumeur, montrent que cette tumeur kystique est comprise dans l'épaisseur de la paroi tubaire et qu'elle est multiloculaire.

La muqueuse de la trompe est entièrement saine ; en aucun point elle ne présente d'infiltration embryon-

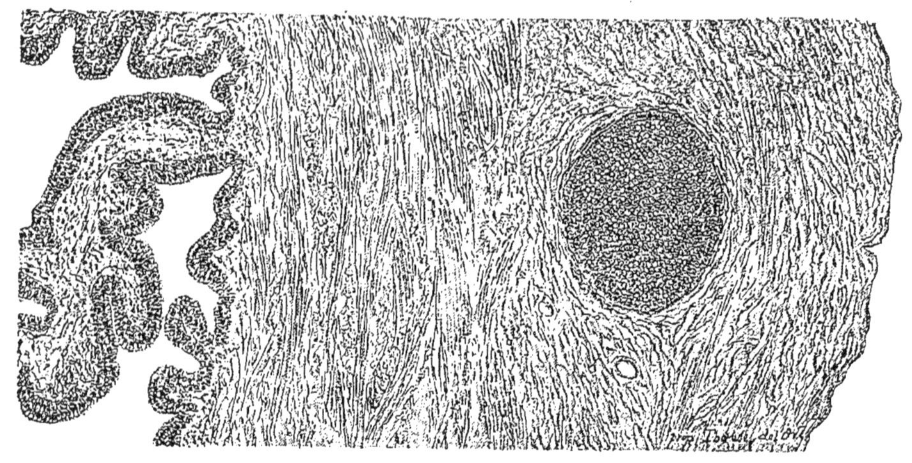

Fig. 3. — Amas épithélial formé par l'extrémité d'un des kystes.
(Observation VIII.)

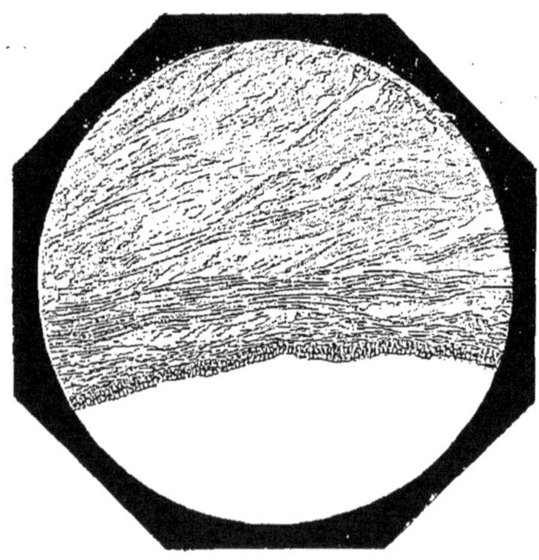

Fig. 4. — Paroi du kyste a un fort grossissement

naire, son revêtement épithélial est complet et continu, les cils vibratiles eux-mêmes sont presque tous conservés.

Une coupe passant exactement au point où commence la tumeur montre sur le bord extérieur un anneau fibreux complètement rempli par un amas de cellules épithéliales cylindriques serrées les unes contre les autres et répondant au fond de la cavité au même titre que les petits culs-de-sac d'apparence glandulaire que nous avons rencontrés dans le premier cas.

Sur les coupes pratiquées un peu plus loin, l'anneau se montre plus élargi, et au lieu d'être rempli par les cellules épithéliales, il n'en montre plus qu'une seule couche, composée d'éléments toujours nettement cylindriques, qui la tapisse de toute part. Il existe même en approchant de la partie la plus renflée de la tumeur plusieurs anneaux ayant une paroi commune, tapissée par conséquent d'épithélium sur ses deux faces.

Sur toute la longueur, la tumeur est située en dehors de la couche des fibres musculaires circulaires et rejette sur ses côtés les faisceaux longitudinaux qui sont ainsi dissociés les uns des autres. Au voisinage du kyste, il n'existe aucune lésion des éléments de la trompe, si ce n'est un certain épaississement des parois des vaisseaux, surtout de leur tunique interne.

Nous rapporterons encore l'observation suivante, quoique moins complète, parce qu'elle forme une transition entre les deux précédentes.

Observation IX

Il s'agit ici d'une trompe trouvée à l'autopsie d'une femme déjà âgée et chez laquelle d'ailleurs, l'attention n'avait pas été attirée du côté des organes génitaux ; sur le bord de la trompe, on voit quatre ou cinq kystes de la grosseur d'une lentille faisant saillie sous le revêtement péritonéal et remplis d'un liquide clair. Sur une coupe microscopique passant au niveau d'un des petits kystes, on voit que la trompe en elle-même n'a pas subi d'altération, elle est largement perméable, non épaissie ; les mauvaises conditions de conservation dans lesquelles la pièce a été recueillie ne permettent pas d'attacher d'importance à la disparition de l'épithélium dont il ne reste que quelques lambeaux.

A la périphérie de la trompe se voit la coupe du kyste dont la paroi est formée de tissu conjonctif lamelleux, et revêtue d'une couche épithéliale incomplète, mais dont on peut encore reconnaître par places la forme cylindrique.

De même que le précédent, il est situé en dehors des fibres musculaires circulaires et a rejeté sur les côtés les fibres longitudinales.

Il semble donc bien, de par leur situation, de par le revêtement épithélial qu'ils portent, qu'on puisse considérer ces productions kystiques comme développées aux dépens des mêmes éléments que ceux qui forment les amas épithéliaux que nous avons décrits dans la première de ces trois observations.

Cherchons à nous rendre compte de la provenance de ces derniers : nous avons vu qu'on ne pouvait les considérer comme dérivant de la muqueuse, que d'ailleurs nous avons trouvée saine dans deux des cas : c'est, croyons-nous à la période embryonnaire qu'il faut remonter pour en trouver l'explication.

Sans vouloir reprendre ici la question si compliquée des tumeurs du ligament large et des kystes para-ovariques, ni faire l'histoire des canaux de Gœrtner, voyons si nous trouvons dans l'évolution parallèle du corps de Wolff et du canal de Müller, une explication plausible de ces kystes contenus dans l'épaisseur des trompes.

Nous ferons remarquer d'abord que partout où nous trouvons chez la femme des débris du corps de Wolff, nous voyons ces débris traduits par des organes tapissés d'un épithélium cubique ou cylindrique (*canaux de Gœrtner*, *corps de Rosenmüller*), forme d'épithélium que nous retrouvons dans toutes nos productions kystiques et même en certains points avec la ciliation qui s'observe également dans les canaux de Gœrtner.

Si maintenant nous cherchons à nous expliquer comment de tels débris peuvent être compris dans l'épaisseur de la trompe, il suffira de nous rappeler l'évolution des canaux de Müller. Nous emprunterons la description de cette évolution, d'après Balfour et Sedgwick, à Viaud (1).

Dans les premiers états où il leur a été permis d'observer ce canal, Balfour et Sedgwick l'ont vu consister en trois involutions successives creuses de l'épithélium

(1) Thèse d'agrég.

pleuro-péritonéal réunies l'une à l'autre par un épaississement en forme de crête plus ou moins marquée de l'épithélium.

La plus antérieure de ces trois involutions successives, représente le commencement du canal de Müller et se trouve située à peu de distance en arrière de l'extrémité antérieure du corps de Wolff. A partir de ce moment, les auteurs de ces observations distinguent trois phases dans le développement du canal de Müller.

A la première période le rudiment du canal consiste en un cordon cellulaire plein. Sur un embryon un peu plus âgé, mais appartenant encore à la première période, une lumière évidente apparaît à la partie antérieure du canal de Müller, mais cesse rapidement et le canal se termine en une pointe située dans une concavité de la paroi du canal de Wolff. La pointe du canal de Müller et la paroi du canal de Wolff sont la plupart du temps bien distinctes, mais on voit quelquefois les bords du canal de Wolff entourer le canal de Müller, qui paraît presque former une partie de la paroi du premier.

A la seconde phase, le canal de Müller s'est très allongé vers le cloaque et la lumière dont il est creusé s'étend maintenant presque jusqu'à son extrémité, mais celle-ci encore solide est située entre la paroi externe du canal de Wolff, qu'elle touche, et l'épithélium germinatif qui est épaissi à son niveau et accompagne le canal dans son développement d'avant en arrière.

Dans la troisième phase on observe un nouveau mode de terminaison du canal de Müller : un peu avant son extrémité terminale, le canal, ovale, bien limité, est en contact d'une part avec le canal de Wolff; d'autre part, avec l'épithélium germinatif : peu à peu, à mesure qu'on examine des coupes plus reculées, il se dilate et la paroi externe contiguë du canal de Wolff s'épaissit, se déprime en dedans, de façon à toucher presque l'autre paroi et forme ainsi une concavité dans laquelle est logé le canal de Müller.

Les parois de celui-ci perdent alors leur netteté, et on ne peut plus distinguer de limite entre les parois des deux conduits.

On voit donc qu'à la période embryogénique il y a non seulement contact, mais même fusion entre les canaux de Müller et les canaux de Wolff et leurs connexions vont si loin que Viaud (1) ajoute : « on peut admettre au « moins que les cellules qui contribuent à l'allongement « du canal de Müller proviennent des parois du canal de « Wolff ».

Il n'y aurait donc rien d'impossible que des éléments ayant les mêmes origines que le corps de Rosenmüller, que les canaux de Gœrtner, et par conséquent pouvant à un moment donné, évoluer comme eux, soient entraînés dans l'épaisseur de la paroi tubaire, surtout à sa région périphérique et puissent devenir l'origine des kystes que nous avons signalés.

(1) *Loc. cit.*

SYMPTOMATOLOGIE

A. — L'étude clinique des altérations que nous venons de passer en revue n'est pas chose facile ; aussi n'essaierons-nous pas de donner ici un tableau symptomatologique complet, car la plupart des symptômes que nous avons rencontrés dans les affections qui nous intéressent font partie de la grande classe des salpingites ; je dirai même mieux, des inflammations pelviennes ; quelques-uns d'entre eux cependant méritent de nous y arrêter. Ils pourront donner, lorsqu'on les aura minutieusement constatés, et qu'on les aura comparés à ceux qu'on observe habituellement, des indications assez précises, sur lesquelles des chirurgiens éclairés pourront peut-être baser un diagnostic à peu près exact ; l'on sait combien il est difficile de faire le diagnostic des différentes formes de salpingites ; aussi n'avons-nous pas hésité à soumettre à l'appréciation de nos juges, les quelques particularités que nous avons constatées dans les symptômes que nous allons analyser.

Tout d'abord occupons-nous des salpingites où nous trouvons des cavités kystiques formées aux dépens et dans l'épaisseur de la muqueuse, c'est-à-dire des salpingites folliculaires. C'est une altération *rare* que l'on rencontre à une période avancée de la salpingite, alors que la poche intra-tubaire est nettement formée.

Cette poche, à contenu toujours purulent, volumineuse, unique, est par le fait généralement assez facile à constater par le palper et le toucher combinés : on a alors la sensation d'une tumeur lisse, très dure, dans l'un des culs-de-sac vaginaux, la poche étant le plus souvent unilatérale ; on trouve cependant assez souvent de la salpingite dans la trompe opposée, salpingite peu prononcée et qui passe inaperçue à l'examen, effacée qu'elle est par le grand développement de sa congénère.

Les métrorrhagies sont assez fréquentes, abondantes, mais ne paraissent pas devoir être rattachées exclusivement à cette forme de salpingite.

Les douleurs qui sont si prononcées dans les autres formes de salpingites, sont ici fort atténuées ou n'existent pour ainsi dire pas. Lawson Tait (1), sans en donner aucune explication, avait déjà signalé le fait de la non existence des symptômes douloureux avec des poches salpingiennes volumineuses.

Eliott (2) se basant sur cette absence des douleurs avait diagnostiqué un kyste de l'ovaire alors qu'il s'agissait d'un volumineux pyo-salpinx ; la même erreur a été commise par Fraipont (3) dans des conditions analogues.

Nous avons assisté nous-même à l'ablation d'un de ces kystes volumineux qui avait évolué avec des douleurs très peu vives ; nous n'avons malheureusement pas pu avoir la pièce pour en faire l'examen, les opérateurs ne se dessaisissant pas facilement des annexes

(1) LAWSON TAIT. *Americ. Journ. of Obstet.*, 1887.
(2) ELIOTT. *Boston medic. and surg. Journ.*, 1887.
(3) FRAIPONT. *Ann. de Liège*, 1888.

qu'ils enlèvent. Les observations d'Orthmann et de Monprofit sont encore une preuve de l'*atténuation presque complète* de la douleur; chez la malade de Monprofit, les vraies douleurs n'ont fait leur apparition qu'à la suite de tentatives sur l'utérus, pour arrêter les métrorrhagies (*dilatation*, *injections*), etc.

Nous n'insisterons pas sur les autres symptômes concomitants, ceux-ci n'ayant présenté rien de particulier à notre attention.

Nous devons cependant faire remarquer que si la douleur n'existe pas du fait de la présence de la tumeur, elle peut être provoquée par la pression. Ici encore l'on constatera qu'elle est peu vive, comparativement à celle que l'on déterminerait du côté opposé à la poche.

Nous avons cité ces faits, non pas dans le but de pouvoir nier l'existence absolue du symptôme douleur, mais bien pour montrer que la plupart du temps il faisait défaut, ou était excessivement atténué dans cette forme de salpingite qui se développe insidieusement, malgré des adhérences multiples et tenaces que l'on constate lors de l'ablation.

Ces quelques particularités symptomatiques ont donc une assez grande importance au point de vue du diagnostic, en permettant, lorsqu'elles auront été scrupuleusement vérifiées et comparées, d'éviter des erreurs comme celles qui ont été commises; d'un autre côté, elles pourront être d'utiles commémoratifs dans l'intervention, en indiquant que l'ablation doit être faite le plus complètement possible, et que, dans le cas où il y aurait des adhérences ne permettant pas l'extirpation totale, il faudra toujours songer, en ouvrant le canal tubaire pour l'évacuation du liquide et le drainage de la cavité, qu'il peut exister des cavités secondaires pouvant devenir l'origine d'abcès secondaires de la trompe.

B. — Dans les abcès intra-pariétaux, la symptomatologie marche de pair avec les lésions concomitantes et il nous a été bien difficile de relever des signes particuliers pouvant nous permettre de déceler d'une façon positive la présence de ces cavités.

Nous retiendrons simplement qu'elles s'observent toujours, du moins autant qu'il nous a été donné de le constater, à la suite d'une infection bien déterminée : fièvre puerpérale, péritonite généralisée. Elles siègent le plus souvent dans le premier tiers de la trompe, elles sont bilatérales et d'un volume appréciable à la vue. Leur évolution est très rapide et nous paraît être sous la dépendance de l'affection qui leur a donné naissance.

La difficulté de l'exploration, dans les cas où on les observe, ne permet pas d'affirmer leur existence ; ce n'est donc qu'à l'ouverture de la cavité abdominale, qu'on peut les constater ; l'intérêt qu'il y a à les reconnaître est assez important pour ne pas être négligé, étant donné qu'elles finissent toujours par s'ouvrir, soit dans la cavité péritonéale, soit dans la cavité de la trompe elle-même et entraîner des accidents graves, rapidement mortels.

De sorte que, lorsque l'on aura à intervenir du côté des trompes, dans des cas d'infection et que l'ablation ne pourra être totale, il faudra toujours s'assurer si ces cavités existent ou non, si l'on veut que l'opération soit complète et puisse donner de bons résultats.

CONCLUSIONS

De ce travail nous pouvons conclure :

1° Que dans les salpingites à collections multiples, un certain nombre de ces collections sont comprises dans l'épaisseur de la paroi de la trompe.

2° Que ces collections principales peuvent être classées sous trois chefs :

A. Collections par accolement des franges et existant dans l'épaisseur de la muqueuse hypertrophiée.

B. Collections par propagation lymphatique siégeant dans la paroi musculaire à l'origine des vaisseaux et qu'il ne faut pas confondre avec des abcès développés dans l'épaisseur du ligament large le long des gros troncs lymphatiques qui cheminent à une certaine distance de la trompe. Ces abcès méritent d'attirer l'attention par la rapidité avec laquelle ils évoluent.

C. Collections séreuses intra-kystiques, remplissant des kystes d'origine fœtale développés vraisemblablement aux dépens de débris du corps de Wolff.

Ces kystes que nous croyons être le premier à avoir décrits peuvent-ils devenir le point de départ de collections purulentes ; nous l'ignorons, mais il nous semble que leur existence mérite d'être signalée, ne serait-ce qu'au point de vue du diagnostic, ces kystes pouvant être pris pour une véritable salpingite et entraîner l'ablation d'un organe fonctionnellement sain.

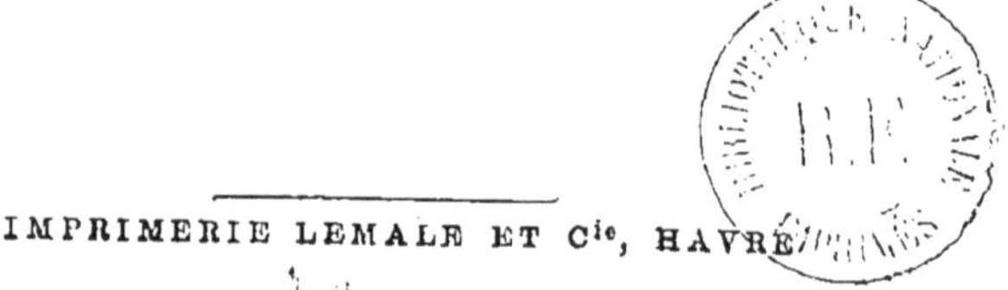

IMPRIMERIE LEMALE ET Cie, HAVRE

www.ingramcontent.com/pod-product-compliance
Ingram Content Group UK Ltd.
Pitfield, Milton Keynes, MK11 3LW, UK
UKHW020410220726
13923UKWH00004B/1849

9 782019 272319